Nya
EFT-Boken

Genvägen till ett friskare gladare och roligare liv!

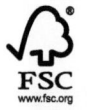

Susanne Nilsjö

Nya
EFT-Boken

**Genvägen till ett friskare
gladare och roligare liv!**

BoD

Omslag: Simon Brundin

© 2016 Susanne Nilsjö Text och foto
© 2016 Simon Brundin Layout omslag

Andra upplagan: Tryckt 2019

Förlag: BoD – Books on Demand, Stockholm, Sverige
Tryck: BoD – Books on Demand, Norderstedt, Tyskland

ISBN 978-91-7699-042-1

Bokens innehåll:

Förord

Emotional Freedom Techniques, EFT, tapping, knackning
– kärt barn har många namn och de här är några av dem.

Det har redan gått sju år sedan jag skrev min första bok
om EFT, då var det inte många som hade hört talas om
metoden. I dag är det betydligt fler, många använder det
själva och ännu fler känner till någon som använder det.
Det talas om det i media, både i tidningar och i TV, det
har till och med varit ett inslag om EFT i Svt:s "Fråga
Doktorn"[1].

Jag undrar om grundaren själv, Gary Craig, kunde förut-
spå vilken succé det skulle bli. Jag tror inte det. Men i
dag är vi många miljoner användare över hela världen
som är djupt tacksamma över att han kom på den här
geniala metoden och att han delade med sig av den.

Man kan väl helt klart säga att hans "Grundrecept" blev
ett riktigt "Framgångsrecept" och enkelheten i det hela
gjorde att de flesta – även barn – kunde följa det och
uppnå häpnadsväckande resultat.

När jag började arbeta med EFT 2011, så insåg jag snabbt att det saknades en enkel instruktionsbok på svenska och tänkte att det är ju en förutsättning för att kunna sprida information och kunskap om EFT.

Jag visste precis vilken typ av bok som *jag* skulle vilja ha och eftersom den inte fanns så bestämde jag mig för att skriva den själv: En enkel och pedagogisk handbok, med tydliga bilder så att vem som helst skulle kunna följa med och lära sig EFT från grunden.

Jag trodde att det skulle gå fort och lätt att skriva boken och var helt oförberedd på den "skrivkramp" och prestationsångest som drabbade mig.

Jag har ingen aning om hur många knackrundor det blev innan boken var klar, men det var åtskilliga. Varje dag! Så det var en stor lättnad när *"EFT – Nyckeln till verklig frihet"* äntligen gavs ut i april 2012.

Och nu har jag alltså skrivit en ny bok om EFT. Varför då? Jo, för att en kollega, mycket riktigt, påpekade för mig att utvecklingen faktiskt har gått framåt.

Gary Craig´s "Grundrecept" innehöll många knackningspunkter men nu för tiden kortar de flesta ner hela proceduren och utelämnar flera av punkterna.

Oftast fungerar den här "genvägen" lika bra och då behöver man inte göra mer; som min kollega uttryckte det:

"En del klienter blir förvirrade och tror att de missat något när de inte känner igen alla punkter som är med i boken."

Jag insåg att hon hade rätt och behövde inte fundera särskilt länge. Självklart skulle det bli en ny bok, där jag skulle presentera den kortare och snabbare versionen av EFT – Genvägen - och samtidigt uppdatera med lite ny information.

(Den första boken kommer att finnas kvar, eftersom många fortfarande vill ha den ursprungliga versionen, med hela Gary´s "Grundrecept".)

Här är alltså bok nummer två och inte gick det lättare den här gången... Skrivkramp och prestationsångest har förföljt mig även denna gång och det är många "jag kan inte, det går inte!" som har behövt knackas bort.

Men, nu är den här och jag hoppas att EFT ska bli en naturlig del av din vardag och att du kommer att upptäcka att det faktiskt hjälper mot det mesta och att det verkligen *är* " genvägen till ett friskare, gladare och roligare liv!"

Ett stort och varmt lycka till!

Susanne

6 Bra skäl att använda EFT

1) Det är bevisat att det kan sänka kortisolhalten i blodet med ända upp till 50 procent!

2) Det är effektivt och det fungerar på allt möjligt – alltifrån flygrädsla till sötsug

3) Det är helt smärtfritt – man använder varken sprutor eller nålar

4) Det är enkelt att lära sig – bara att följa instruktionerna i boken

5) Det går att använda precis när som helst och vart som helst - inga förberedelser behövs

6) Det är gratis och kräver ingen utrustning - bara ett par fingrar att knacka med

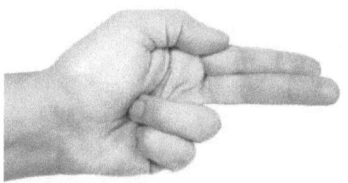

EFT - En vetenskaplig förklaring

Amygdalan är en liten mandelformad del av hjärnan som man ibland kallar för "Kroppens rökdetektor"[2].

När vi upplever något obehagligt eller om vi är stressade, arga eller rädda, så reagerar *Amygdalan* med att koppla in kroppens försvarssystem (The Fight or Flight System). Det innebär att utsöndringen av adrenalin ökar, pulsen och blodtrycket stiger och blodflödet omprioriteras från bl.a. matsmältningsapparaten till våra muskler, så att de blir blodfyllda och spända, redo att användas.

Det här sker helt automatiskt, utan att vi behöver tänka på det. Det är en förutsättning för att vi så snabbt som möjligt ska vara redo att antingen stanna kvar och slåss eller helt enkelt springa ifrån det som hotar oss (Fight or Flight).

Den här försvarsmekanismen är så klart livsviktig när vi står inför ett reellt hot, en verklig fara för livet, då vi måste agera blixtsnabbt. Då finns det ingen tid att tänka, allt måste ske automatiskt eftersom vår överlevnad kan vara beroende av det.

Sedan, när den akuta faran är över, då är det meningen att alla kroppsfunktioner ska återgå till sitt normala tillstånd igen. Blodet ska återvända till hjärnan och andra delar av kroppen, blodtrycket ska sjunka till normal nivå, liksom pulsen och adrenalinutsöndringen.

Ett stort problem är dock att vi ofta blir rädda eller stressade av andra saker än de som är direkt livshotande. Vi kanske är rädda för att misslyckas, eller känner en daglig oro och stress över deadlines, för mycket jobb, egna och andras krav m.m.

Eftersom kroppen inte kan skilja på verklig fara och inbillad fara, så tror den att det är något hotfullt och farligt på gång när den känner av rädslan och stressen och då kopplas autopiloten på. Om och om igen.

Om vi stressar varje dag så kan de här funktionerna skada oss i stället för att skydda oss. Kronisk värk, nedsatt immunförsvar, högt blodtryck o.s.v. är tillstånd som ofta orsakas av stress.

Amygdalan – vår inbyggda rökdetektor – är snabb och skicklig och glömmer inget; det kan räcka med något som bara påminner om en tidigare fara (en lukt, ett ljud, en liknande situation, ett obehagligt minne eller bara en tanke) för att autopiloten ska triggas igång.

Prova själv och se hur du kan påverka kroppens reaktioner bara genom en tanke: Tänk på en citron, tänk hur du skalar den och delar den i klyftor. Föreställ dig sedan att du stoppar in en klyfta i taget i munnen och tuggar på den.

Känner du hur kroppen svarar direkt på dina tankar? Salivutsöndringen ökar och du känner säkert hur smaklökarna på sidorna av tungan drar ihop sig, precis som om du verkligen ätit den där citronklyftan på riktigt.

Som du märker behöver kroppens reaktioner inte nödvändigtvis styras av yttre orsaker, de styrs lika gärna av våra tankar.

Om man då betänker att 95 procent av våra tankar och beteenden styrs av vårt undermedvetna, så blir det lättare att förstå varför det inte räcker med enbart positivt tänkande för att lugna ner en stressad kropp. Men lugn, som tur är finns det hjälp att få och det är här som EFT kommer in i bilden. Så här skriver Nick Ortner: [3]

"Även om vi ännu inte säkert vet varför, verkar det som om knackning stänger av amygdalans larmfunktion och avaktiverar hjärnans kamp- eller flyktreaktioner. När vi knackar på meridianernas ändpunkter skickas ett lugnande budskap till kroppen och amygdalan uppfattar att situationen är trygg.

Dessutom är det så att knackning under tiden som man upplever, eller till och med kanske bara pratar om en stressande situation, motverkar stressen och omprogrammerar hippocampus, vars uppgifter är att jämföra de tidigare hoten med signalerna i nuet och meddela amygdalan huruvida situationen är ett hot eller ej."

Vanliga användningsområden

Vad EFT brukar användas till

- Rädslor och fobier

- Stress och trauman

- Oro, ångest och depression

- Skuldkänslor och sorg

- Ilska och avundsjuka

- Sömnsvårigheter och mardrömmar

- Relationsproblem

- Allergier

- Viktminskning och sötsug

- Begär och beroenden

- Huvudvärk och andra smärttillstånd

- För bättre prestationer inom idrott, yrkesliv och studier etc.

Hur min getingskräck försvann
(på tre minuter)

Jag vet inte när eller varför jag blev så oerhört rädd för getingar. Jag var 20 år när jag blev getingstucken första gången. Det gjorde så klart ont, men det skrämde mig inte nämnvärt.

Andra gången – 8 år senare – misstog jag en geting för en fluga och försökte vifta bort den med handen. Detta resulterade i att den stack mig två gånger, men inte heller det skrämde mig speciellt mycket.

Sedan fick jag barn, jag blev mamma och jag tror det var då det hände. Jag som varit extremt orädd innan såg plötsligt faror överallt. Om en geting närmade sig så lyfte jag upp barnen och sprang därifrån. Ofta skrikandes...

Sedan började jag skrika och springa därifrån även när barnen inte var med. Det berodde alltså inte på någon egendomlig beskyddarinstinkt längre. Nu var det "Fight or Flight" som gällde och vem vill stanna och slåss med en geting?

Och så där fortsatte det, och det blev bara värre och värre. Jag undvek uteserveringar, åt inte glass om det fanns getingar i närheten och familjen skämdes när jag plötsligt kunde springa i väg, skrikande och viftande med armarna i luften.

Det såg säkert jätteroligt ut, men för mig var det allvar. Jag fick verkligen panik, det var ren och skär skräck och jag visste *inte* varför.

2011 utbildade jag mig i EFT (dock inte på grund av getingskräcken). Det var i maj och jag satt ute och njöt av vårsolen när jag plötsligt hörde *ljudet-av-en-geting*!

Pulsen skenade direkt, varenda muskel spändes och jag gjorde mig beredd att fly. Igen! Men då: Just där och då, var det något som stoppade mig: EFT! Jag måste ju testa...

Jag erkänner att jag var skeptisk. Jag trodde inte för ett ögonblick att det skulle fungera. Jo, jag visste ju att EFT fungerar på det mesta, men min rädsla var ju ENORM. Det kändes omöjligt, men kanske, kanske kunde rädslan lindras lite? Och jag kunde ju fortfarande springa därifrån om jag ångrade mig...

Det krävdes en otrolig viljestyrka, men jag lutade mig tillbaka igen. Jag blundade, lyssnade efter getingen och sedan började jag knacka på Karatepunkten:

"Fastän jag är så rädd för getingar, så accepterar jag mig själv precis som jag är". En gång till, lätt panikslagen: "Fastän jag är så dj...a rädd för getingar så försöker jag verkligen att acceptera mig själv!!" Och en gång till...

Jag fortsatte med de övriga punkterna och upprepade mitt mantra: "Den här rädslan för getingar, den här rädslan för getingar, jag är sååå rädd för getingar…".

Efter första rundan kunde jag faktiskt inte känna paniken längre. Efter ytterligare en runda var den helt borta. Ett hundra procent borta!

Efter bara tre minuters knackande försvann alltså min getingskräck och den är fortfarande helt borta! Trots att jag vet hur EFT fungerar, både i teorin och i praktiken, så känns det ändå som ett mirakel.

Det är ovanligt att det går så snabbt att bli av med verkliga rädslor, men ibland händer det faktiskt och jag har flera klienter som också kan vittna om det, och det känns verkligen lika fantastiskt och häpnadsväckande varenda gång som det händer!!!

Lär känna knackpunkterna

Det är alltid bra att lokalisera och lära känna punkterna innan man börjar knacka. Det går meridianer längs hela kroppen och det är meridianernas ändpunkter som vi använder i EFT, eftersom det är mest effektivt och ger bäst resultat.

Meridianerna löper som små vägar längs hela kroppen, därför gör det inte så mycket om man råkar knacka lite under, över eller vid sidan om punkterna. Det brukar fungera bra ändå och det viktigaste är *att* man knackar och att man inte oroar sig för att det kanske kan bli fel.

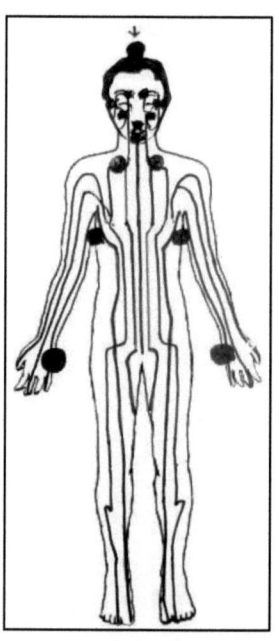

Här till vänster visas hur meridianerna går längs bägge sidor av kroppen.

De knackpunkter som beskrivs här i boken är markerade med "●" och som du kan se så finns det stor "felmarginal" när man knackar.

Läs vidare om hur du loka- liserar punkterna, vilka organ de hör till och vilka känslor de förknippas med.

Karatepunkten

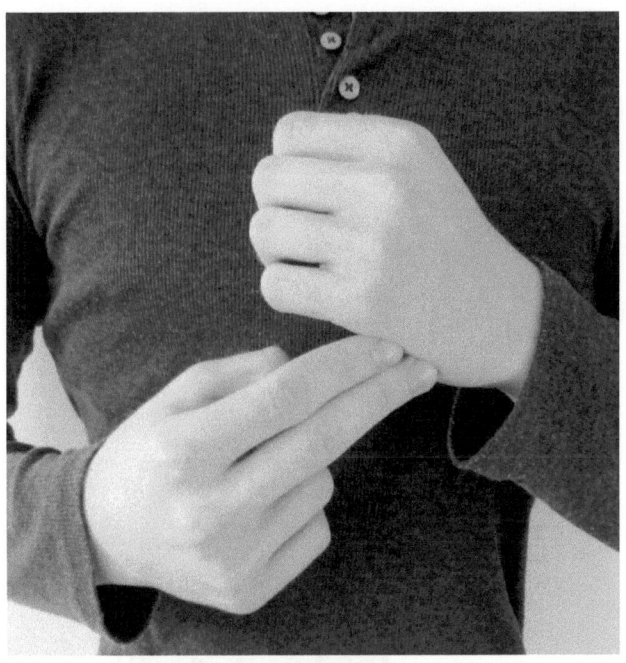

Karatepunkten hittar du på sidan av handen, mittemellan lillfingrets början och handledens början, på det ställe där handen är som tjockast.

Organ: Karatepunkten hör ihop med **Tunntarmsmeridianen** och här kan det kännas bra att knacka lite extra om du känner oro, ambivalens eller brist på självförtroende. Den brukar också vara effektiv vid olika smärttillstånd.

Ögonbrynets början

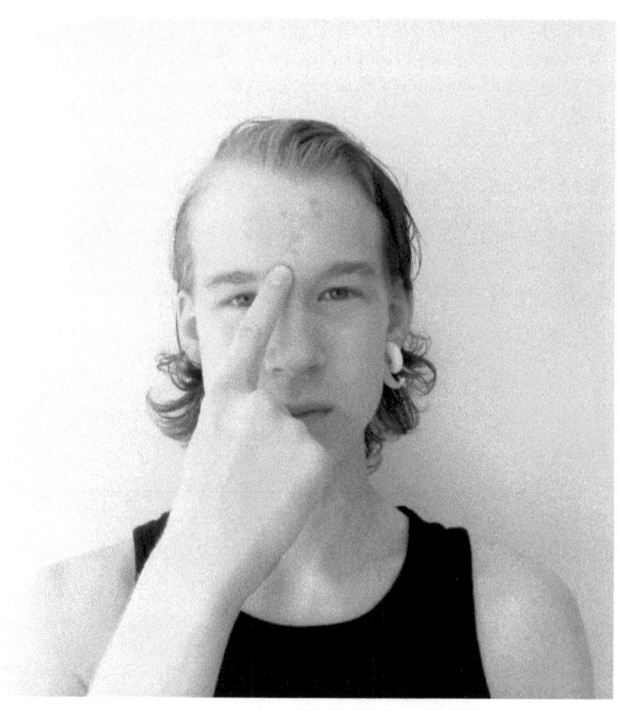

Ögonbrynets början: Den här punkten hittar du vid ögonbrynets början, precis där ögonbrynet och näsbenet möts.

Organ: Denna punkt hör ihop med **Blåsmeridianen** och här kan det kännas bra att knacka lite extra om du känner dig rastlös, frustrerad eller rädd. Den är också användbar när du behöver mer energi.

Sidan av ögat

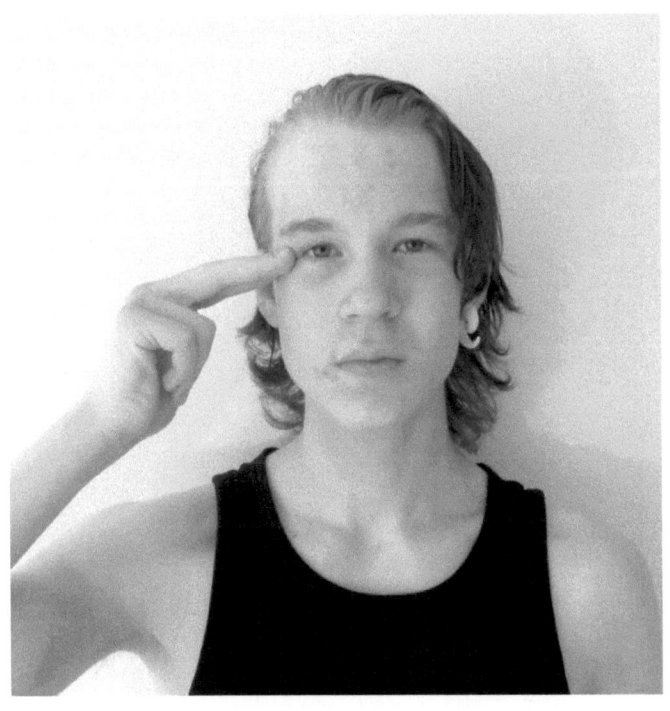

Sidan av ögat: Den här punkten hittar du vid sidan av ögat. Inte tinningen utan på benet lite närmare ögat.

Organ: Denna punkt hör ihop med **Gallblåsmeridianen** och här kan det kännas bra att knacka lite extra om du känner dig arg eller ledsen. Den upplevs också som lugnande och kan vara en bra hjälp vid beslutsfattande.

Under ögat

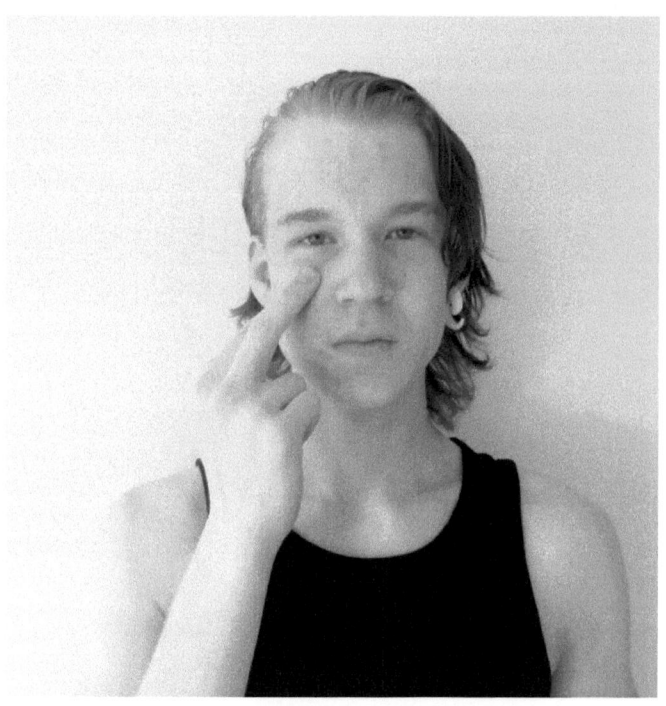

Under ögat: Den här punkten hittar du på benet under ögat, rakt under pupillen när du tittar rakt fram.

Organ: Denna punkt hör ihop med **Magmeridianen** och här kan det kännas bra att knacka lite extra om du känner dig orolig, nervös eller illamående. Den kan också vara bra vid magproblem, fobier och beroenden.

Under näsan

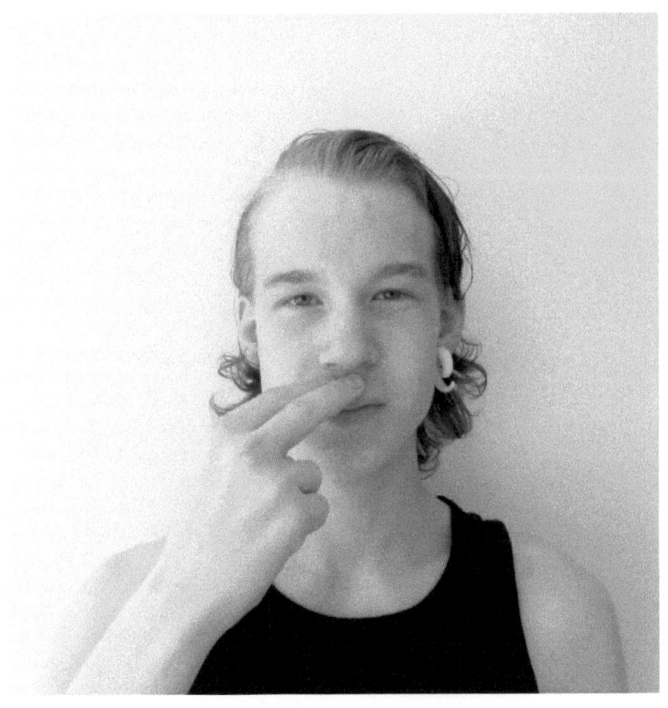

Under näsan: Den här punkten hittar du i mitten under näsan, mittemellan näsan och överläppen.

Organ: Denna punkt hör ihop med **Styrkärlsmeridianen** som påverkar hela energisystemet. Den fungerar bra vid blyghet, panik och skamkänslor.

När du behöver extra energi: Knacka samtidigt *Under Näsan* och *Under munnen,* så får du fart på energi-cirkulationen!

Under munnen

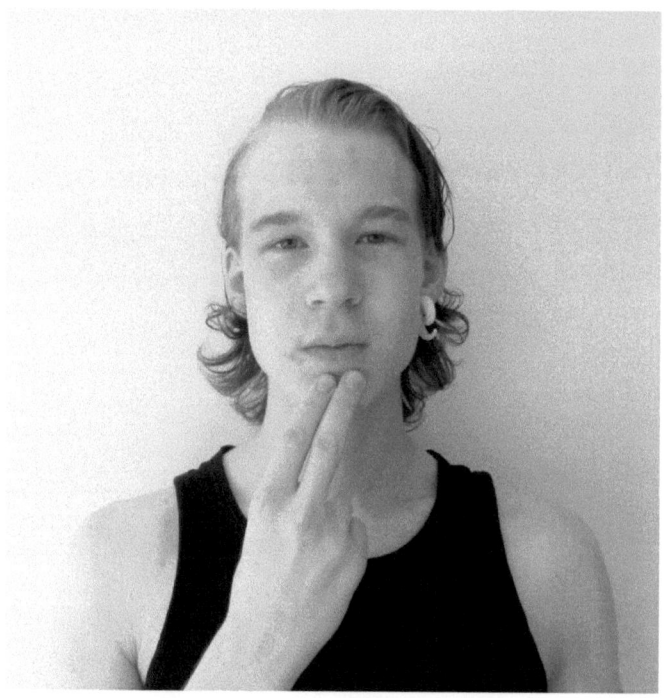

Under munnen: Den här punkten hittar du under munnen, i gropen mellan underläppen och hakan.

Organ: Denna punkt hör ihop med **Centralmeridianen** som påverkar energiflödet i hela kroppen, den är användbar vid trötthet, oro, panik och skamkänslor.

När du behöver extra energi: Knacka samtidigt *Under Näsan* och *Under munnen*, så får du fart på energicirkulationen!

Under nyckelbenet

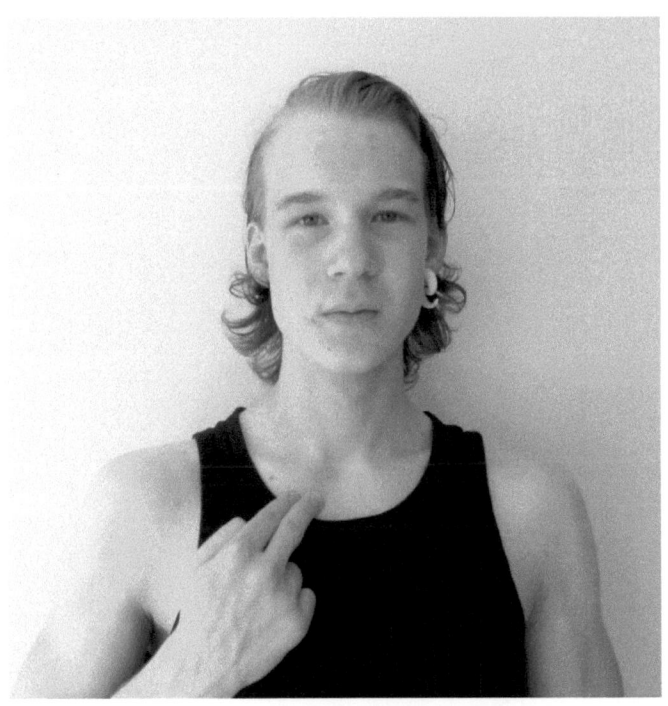

Under nyckelbenet: Placera fingrarna på bröstbenets början (precis under halsgropen) flytta sedan fingrarna ca två-tre fingerbredder åt sidan, så känner du en liten grop där nyckelbenet och bröstbenet möts. Där är det.

Organ: Denna punkt hör ihop med **Njurmeridianen** och är väldigt effektiv vid oro, rädslor och osäkerhet. Den hjälper till att stärka självförtroendet och den är tillräckligt diskret för att du ska kunna använda den i offentliga miljöer.

Under armen

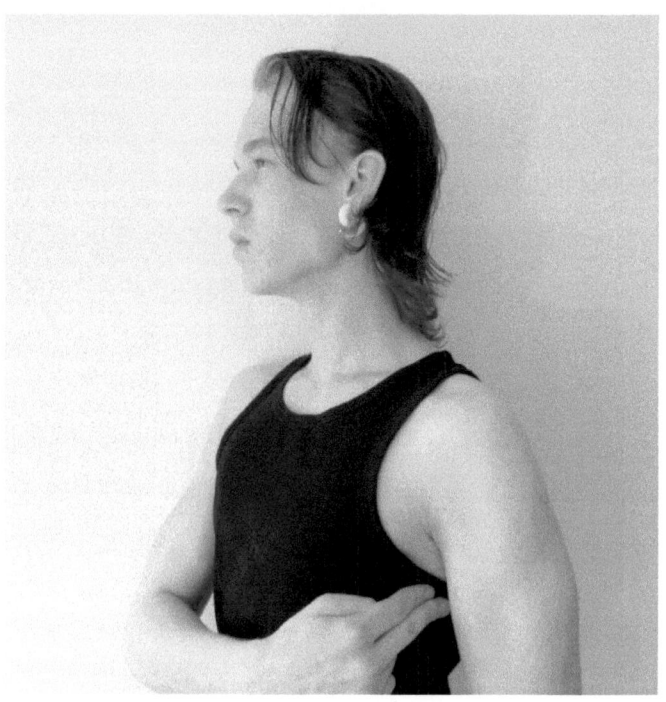

Under armen: Den här punkten hittar du en handsbredd under armhålan, i linje med bröstvårtan (om du är man) eller mitt på behåbandet (för den som använder behå).

Organ: Denna punkt hör ihop med **Mjältmeridianen** och här kan det kännas bra att knacka lite extra om du är nervös eller orolig, har svårt att koncentrera dig eller vill stärka självkänslan lite.

Mitt på huvudet

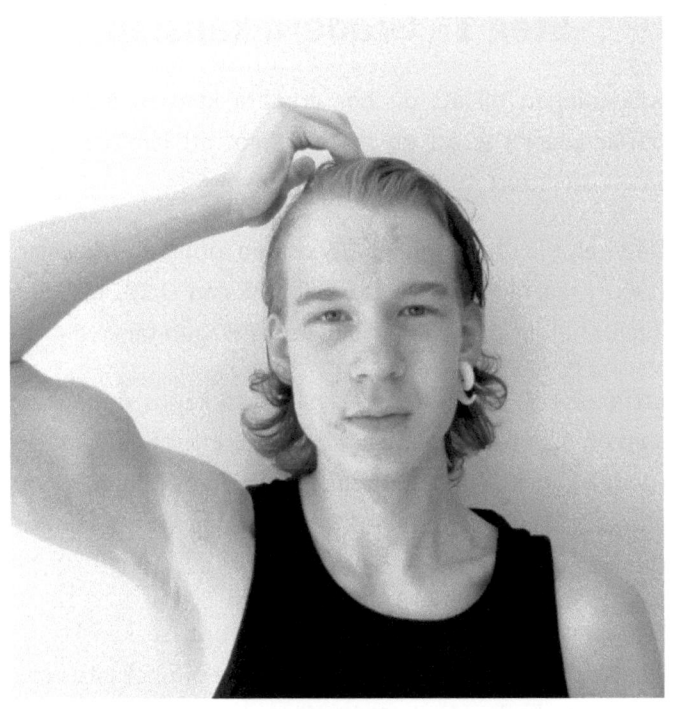

Mitt på huvudet: Den här punkten hittar du mitt uppe på huvudet. En del föredrar att knacka lite längre bak, närmare fontanellen (den lilla gropen på bakre hjässan).

Organ: Här möts alla punkter som går från ansiktet och här kan det kännas bra att knacka om man är överväldigad av känslor. (Författarens tips: Använd gärna hela handflatan och tryck lätt på huvudet, håll kvar någon sekund och släpp efter. Upprepa så länge det behövs och känns bra.)

Dags att börja!
Steg 1 - Gradera känslan

Anledningen till att du bör gradera känslan innan du börjar knacka är att du ska ha något att jämföra med, så att du lättare kan mäta dina framsteg.

Det går till så att du graderar den oönskade känslan (t.ex: Ilska/rädsla/ smärta) enligt skalan 0-10, där 0 = inget obehag alls och 10 = det värsta du kan tänka dig.

Ett exempel: Om du har ryggskott så känns det säkert som en nia eller tia på den här skalan. Efter första knackrundan kanske det fortfarande gör rejält ont, men när du graderar smärtan på nytt så upptäcker du att det faktiskt sjunkit till en sjua.

Eftersom du fortfarande har väldigt ont, så kanske du inte skulle trott att knackningen hjälpte om det inte vore för att du hade något att jämföra med, men nu har du det och ser att du faktiskt hade mycket mer ont, bara någon minut tidigare.

Efter ytterligare en knackrunda har det förhoppningsvis sjunkit ännu mer. Nu kanske det är svårt att komma ner till 0 i smärta om man har ryggskott (observera ordet *kanske*...☺) men en trea eller fyra är betydligt bättre smärtlindring än vad vanliga värktabletter brukar ge.

Skriv upp siffrorna efter hand som de förändras!

Hur stark är känslan på skalan 0-10?

☹ **10**   Värsta tänkbara känsla/smärta/ilska/ rädsla

    9

    8

    7

    6

😐 **5**   Måttligt besvärande känsla/smärta/rädsla

    4

    3

    2

    1

☺ **0**   Ingen obehaglig känsla/smärta/ilska/rädsla

Steg 2 - Skapa din Utgångsfras

När du har graderat känslan som du vill jobba med och skrivit ner din siffra så är det dags att komma på en **Utgångsfras**.

Vi kan fortsätta med ryggskott som exempel: Det gör fruktansvärt ont och smärtan uppgår ofta till en nia på skalan 0-10.

Om någon frågar hur det känns så kanske du skulle beskriva smärtan så här:

"Jag har så ont i ryggen och det känns som om den ska gå av på mitten så fort jag rör på mig".

För att din beskrivning ska kunna användas som **Utgångsfras**, så behöver meningen omslutas av följande ord:

*"**Fastän** .... (din beskrivning av känslan/smärtan) ... **så accepterar jag mig själv helt och hållet**"*.

Utgångsfrasen kommer alltså att låta så här:

*"**Fastän** jag har så ont i ryggen och det känns som om den ska gå av på mitten så fort jag rör på mig **så accepterar jag mig själv helt och hållet**"*.

Det är viktigt att du beskriver det du känner med egna ord och ju mer inlevelse och känsla du lägger in i dina beskrivningar, desto snabbare och bättre resultat kommer du att få. Om du brukar svära för att förstärka det du säger så är det helt OK att göra det och då kan din **Utgångsfras** låta så här:

"Fastän *jag har så dj...a ont i ryggen och det känns f..n som om den ska gå av på mitten så fort jag rör på mig* **så accepterar jag mig själv helt och hållet"**.

Anledningen till att man bäddar in meningen i **"Fastän** .... och ...**så accepterar jag mig själv helt och hållet"** är att det skapar en acceptans. Du har den här känslan/ problemet, men du behöver inte *anklaga* dig själv för det. Tvärtom så är det bra om du kan försöka att *acceptera* dig själv, trots att du känner det du gör just nu.

Att anklaga dig själv för något du inte rår för skapar bara nya problem och jobbiga känslor men ibland gör man det ändå och då kanske man kan börja med att säga:

"Fastän *jag anklagar mig själv för att jag har så ont i ryggen* **så accepterar jag mig själv helt och hållet"**.

Kanske känns det fel att säga att du accepterar dig själv helt och hållet, för att du faktiskt inte *kan* göra det, pröva då i stället med:

"Fastän (*din beskrivning av problemet*) **så _försöker_ _jag_ _ändå_ att acceptera mig själv helt och hållet"**.

Eller:

"**Fastän** jag har svårt att acceptera mig själv _**så är jag**_
**helt ok ändå**".

Eller:

"**Fastän** jag _**inte kan acceptera att jag**_ (_din beskrivning_
av problemet) så _**förlåter jag mig själv**_".

Det viktiga är att det känns sant och uppriktigt och att du
försöker att vara accepterande och förlåtande. Vi är bara
människor som gör så gott vi kan. Eller hur?

Skapa din egen Utgångsfras genom att beskriva ditt
problem på raden nedanför:

"_Fastän_____

_____

_____

_____ _så_ accepterar jag mig själv precis som jag är"

Jag har graderat det här problemet till siffran: _____

Steg 3 - Påminnelsefrasen

Påminnelsefrasen är Utgångsfrasen minus *"Fastän jag .."* och *"..så accepterar jag mig själv"*.

Om vi håller oss till exemplet med ryggen, så skulle **Påminnelsefrasen** låta så här:

"Jag har så ont i ryggen och det känns som om den ska gå av på mitten så fort jag rör på mig".

Syftet med **Påminnelsefrasen** är att man ska behålla fokus på problemet, därför är inte orden det viktigaste, det går lika bra att säga:

"Den här smärtan i ryggen"

Eller:

"Det känns som om ryggen ska gå av"

Eller säg bara:

"Ryggen"

Eller:

Precis vad som helst som hjälper dig att fokusera. Ibland kan det till och med kännas bättre att inte säga någonting alls, utan bara *känna*.

Steg 4 – Karatepunkten

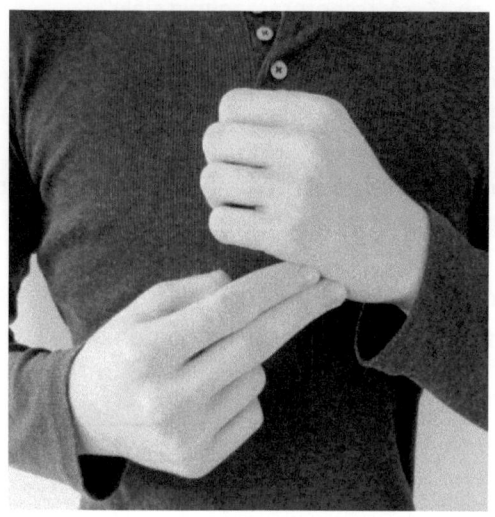

Ok, nu har du förhoppningsvis valt ut något som du vill jobba med, en känsla eller smärta eller något annat.

Har du graderat problemet? Skrivit upp siffran? Om du inte har det så gör det nu.

Och sedan börjar du knacka på Karatepunkten, samtidigt som du säger din **Utgångsfras**. Upprepa den *tre* gånger:

"Fastän ...

... (din beskrivning av problemet) ...

... så accepterar jag mig själv helt och hållet"

Steg 5 - Knackrundan

Nu har du kommit till själva "Knackrundan" och på följande bilder visas punkterna som du ska knacka på. Här räcker det med **Påminnelsefrasen**. Uttala den samtidigt som du knackar 5-10 gånger på varje punkt, i den ordning som bilderna visar.

(Obs! Du behöver inte räkna! Om det tar 20 "knackningar" att uttala din **Påminnelsefras**, så är det helt ok. Det viktiga är att du hinner säga det du ska, inte om du knackar 10 eller 20 gånger på varje punkt.)

Uttala gärna **Påminnelsefrasen** med inlevelse: Till exempel om du är arg, så försök verkligen att låta arg, eller om du är rädd så försök få det att låta så. Att överdriva ger ofta ett bättre resultat.

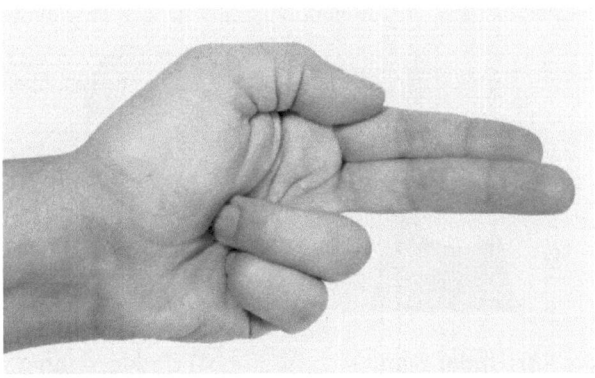

Enklast är det att knacka med pekfingret och långfingret.

Knackpunkterna (1-4)

Knacka 5-10 gånger (eller valfritt antal) vid varje punkt,
samtidigt som du uttalar din **Påminnelsefras** en gång.

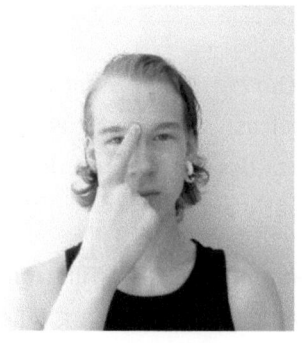

1) Ögonbrynets början

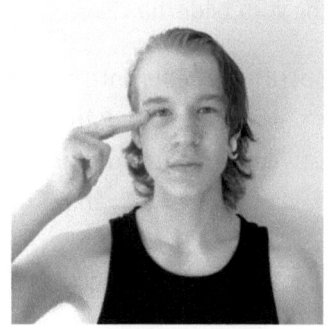

2) Sidan av ögat

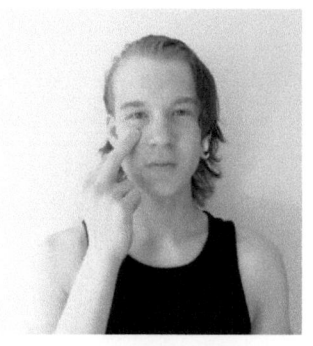

3) Under ögat

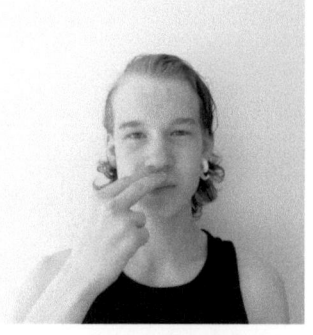

4) Under näsan

Knackpunkterna (5-8)

Knacka 5-10 gånger (eller valfritt antal) vid varje punkt, samtidigt som du uttalar din **Påminnelsefras** en gång.

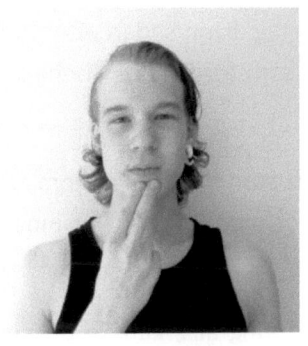

5) Under munnen

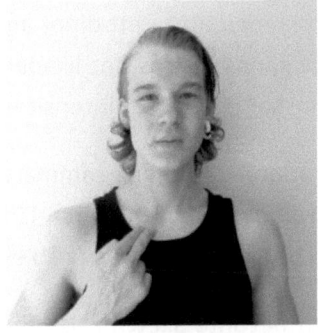

6) Under nyckelbenet

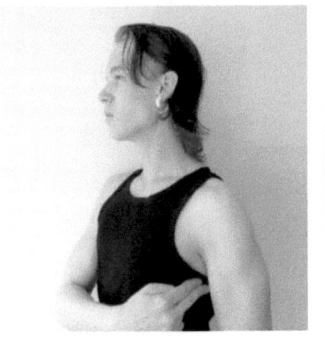

7) Under armen

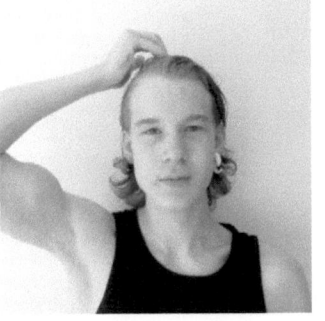

8) Mitt på huvudet

Upprepa knackrundan (punkterna 1-8) en gång till.

Steg 6 - Gradera känslan på nytt

Nu är det dags att kontrollera resultatet och göra en ny gradering av känslan.

Börja med att ta ett djupt andetag, känn sedan efter hur det känns. Känns det likadant som förut? Har obehaget minskat eller ökat i intensitet?

Gradera känslan på samma sätt som tidigare, genom att använda skalan 0-10 och jämför med hur det var innan du började knacka på problemet.

Om det inte skett någon förändring alls, kanske du behöver bli lite mer specifik i din beskrivning av problemet (se *Aspekter* på sid 45).

Hur stark är känslan på skalan 0-10?

10 Värsta tänkbara känsla/smärta/ilska/ rädsla

9

8

7

6

5 Måttligt besvärande känsla/smärta/rädsla

4

3

2

1

0 Ingen obehaglig känsla/smärta/ilska/rädsla

☺ Snabbgenomgång av alla moment ☺

o Gradera den oönskade känslan enligt skalan 0-10, där 0 = inget problem alls, och 10 = det kan inte bli värre. Anteckna siffran så att du har något att jämföra med sedan.

o Formulera en mening där du beskriver det du känner med egna ord. Den här meningen använder du till **Utgångsfrasen** (sid 30) och till **Påminnelsefrasen** (sid 33).

o Knacka på *Karatepunkten* (sid 34) samtidigt som du säger din **Utgångsfras** tre gånger.

o Första knackrundan: Knacka på alla punkter i tur och ordning och uttala din **Påminnelsefras** vid varje punkt. Upprepa knackrundan två gånger.

o Gör en ny gradering av känslan (0-10), för att se hur den har förändrats. Jämför med den tidigare siffran och anteckna den nya.

o Upprepa tills du känner dig nöjd och har nått ner till önskad siffra på skalan 0-10.

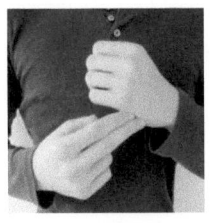

Karatepunkten

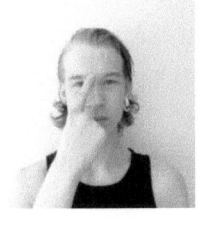 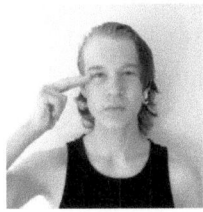 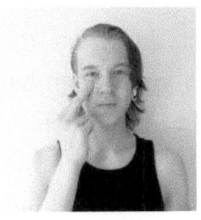

Ögonbrynets början   Sidan av ögat   Under ögat

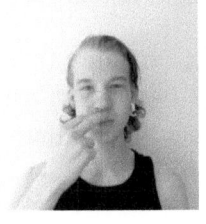 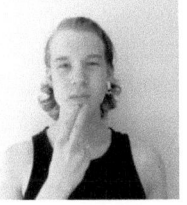 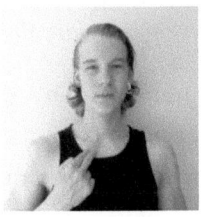

Under näsan   Under munnen   Under nyckelbenet

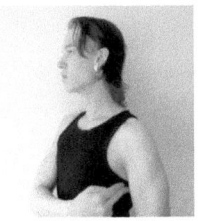 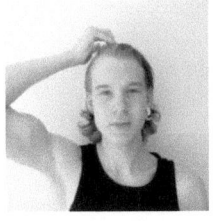

Under armen   Mitt på huvudet

"Jaha, är jag klar nu?"

Det beror på vilken siffra du hamnade på. Om ditt ursprungliga problem var att du till exempel var nervös inför ett framträdande och att det kändes som en klump i magen, så kanske du graderade den känslan till en åtta på "känsloskalan".

När du sedan graderar känslan på nytt, så kanske du märker att den har sjunkit till en fyra och klumpen i magen känns lite mindre. Det är bra, det betyder att knackningen hjälper, men eftersom det fortfarande är en fyra, så är du inte är helt klar ännu.

Ibland fungerar EFT direkt och man går från 10-0 på en enda knackrunda, men för det mesta behöver man ha tålamod och vara lite envis.

Om nervositeten i exemplet har sjunkit till en fyra och målet är att komma ner till noll, så är det bara att fortsätta knacka. Men nu ändrar du lite på **Utgångsfrasen**:

Om den ursprungliga Utgångsfrasen var:

"Fastän ...

... jag har den här nervösa klumpen i magen ...

... så accepterar jag mig själv helt och hållet"

Så kan den nya Utgångsfrasen låta så här:

"Fastän …

… jag **fortfarande har en liten** *nervös klump i magen* …

… **så accepterar jag mig själv helt och hållet"**

Om ditt problem i stället var en sprängande huvudvärk kanske du utryckte dig så här:

"Fastän …

… jag har den här sprängande huvudvärken …

… **så accepterar jag mig själv helt och hållet"**

Så kan den nya Utgångsfrasen låta så här:

"Fastän …

… jag **fortfarande har kvar lite** *huvudvärk …*

… **så accepterar jag mig själv helt och hållet"**

Så, nu börjar du från början igen: Knacka på **Karatepunkten** samtidigt som du uttalar din **Nya Utgångsfras** högt för dig själv, tre gånger precis som förut.

När du gjort det så är det dags att knacka igenom alla punkterna igen, i tur och ordning, samtidigt som du säger din **Nya Påminnelsefras** (se nästa sida).

När vi "skalat bort" *Fastän…* och *… så accepterar jag mig själv*, så kan Påminnelsefrasen låta så här:

"Jag är *fortfarande* lite *nervös inför framträdandet"*

Eller:

"Jag har *fortfarande kvar lite* huvudvärk"

Gör en ny gradering efter varje knackrunda och när du kommit ner till 1 eller 2 så är det dags att ändra uttalandet *igen* och då kan Påminnelsefrasen låta så här:

"Jag vill bli **helt fri** från *den här nervositeten* **nu** och **jag väljer att släppa taget om den"**

Och:

"Jag vill bli **helt fri** från *huvudvärken* **nu, det är tryggt och säkert att släppa taget om den"**

Observera att detta bara är exempelfraser.

Använd dina egna ord, så att du uttrycker dig på det sätt som känns sant för just dig.

Aspekter

När man knackar så dyker det ofta upp något som kallas Aspekter. Det är när det finns flera delar – Aspekter – av ett problem och då behöver man behandla varje del (Aspekt) som ett separat problem.

Det fungerar ungefär som ett bord: Om bordsskivan är problemet, så är det benen (Aspekterna) som håller upp bordet (Problemet), och för att bordskivan ska kunna falla platt till marken så måste alla benen bort.

Målet är att "knacka bort" alla ben så att problemet försvinner!

Ett exempel: Du ska hålla tal på ett bröllop och bara tanken på det gör dig så nervös att du mår illa. Det känns riktigt jobbigt, du graderar känslan till en nia och börjar knacka:

"Fastän …

… bara tanken på att hålla tal får mig att må illa …

… så accepterar jag mig själv helt och hållet"

Under tiden du knackar så dyker ett minne upp: Du gick i sjuan och ni skulle öva på att hålla tal. Klassens "värsting" gjorde sig lustig på din bekostnad och du blev utskrattad av hela klassen. Inte ens fröken kunde låta bli att skratta.

Detta är flera **Aspekter** och separata problem som du bör knacka på:

"**Fastän** ...

... *jag blev utskrattad och förlöjligad när jag skulle hålla tal i sjuan* ...

... **så accepterar jag mig själv helt och hållet**"

Fortsätt att dela upp allt som känns jobbigt i små bitar – **Aspekter** – och knacka igenom dem en i taget, t.ex. den kränkande känslan, hettan i ansiktet, svagheten i benen, skammen, ljudet av klasskamraternas skratt, frökens skratt o.s.v.

Rädslan för att hålla tal kommer inte att försvinna helt förrän alla Aspekter är borta, så försök att få ner dem alla till noll på skalan 0-10. Gör sedan en ny gradering av det ursprungliga problemet *"nervös för att hålla tal"* och se om den känslan försvunnit.

Det är dock viktigt att komma ihåg, att även om man har svårt att hitta och knacka bort alla aspekter, så kommer det ändå att kännas bättre att knacka på det man kan, än att inte göra det alls.

Om vi säger att det finns tio aspekter, och att varje aspekt motsvarar 10 procent av den jobbiga känslan. Då innebär det att även om man bara lyckas få bort två av aspekterna, så har man redan lyckats sänka "jobbigheten" med hela 20 procent!

Det kan göra en enorm skillnad, och till och med vara avgörande för att man över huvud taget ska *våga* göra det som känns jobbigt!

EFT blir bara bättre och bättre ju mer och ju längre man använder det, men det är också viktigt att komma ihåg att varje litet steg kan göra en stor skillnad.

Rädslan för att tala offentligt är en av de vanligaste rädslor som finns och innehåller ofta många Aspekter. Kom ihåg nu att varje Aspekt är betydelsefull och ska behandlas som ett eget problem med en egen Utgångsfras och gradering (0-10) av känslan.

Exempel på vanliga aspekter vid rädsla att tala offentligt:

- Rädsla för att bli utskrattad
- Rädsla för att ingen ska lyssna
- Rädsla för att börja stamma
- Rädsla för att "tappa tråden"
- Rädsla för att rodna

När man behandlat alla Aspekter och fått ner rädslorna till noll, så kommer rädslan för att hålla tal att försvinna. Om den inte försvinner helt utan kommer tillbaka nästa gång man ska tala offentligt, så kan det bero på att man missat någon Aspekt, eller att det dykt upp en ny, t.ex:

"Orolig för att NN ska vara där och kritisera mig *igen*"

Då får man upprepa proceduren:

"Fastän ...

... jag är så orolig för att NN ska vara där och kritisera mig igen ...

... så accepterar jag mig själv helt och hållet"

Och hur som helst, även om du inte lyckas hitta eller knacka bort alla Aspekter, så kommer det ändå att kännas så mycket bättre än om du inte hade knackat alls, så inga ansträngningar är förgäves utan gläds åt det du lyckas uppnå och var stolt över dig själv!

Tips!

Längst bak i boken (sid 74) så finns det plats för egna anteckningar och tankar.

Där kan du skriva upp frågor eller tankar som dyker upp när du knackar och som du kanske vill jobba med senare, på egen hand eller tillsammans med en EFT-terapeut.

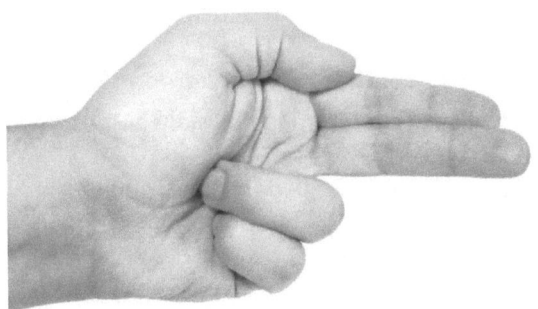

Ett lönsamt detektivarbete

Ibland behöver man vara lite av en detektiv när man knackar. Eftersom kroppen inte kommunicerar med ord så försöker den hitta andra vägar för att kunna tala om när något är fel. Ett exempel:

Sofie jobbade som inköpare på ett litet företag och hade väldigt ont i magen en dag. Hon visste inte varför, bara att hon inte "hade tid" med det eftersom hon skulle på ett viktigt affärsmöte som inte gick att ställa in.

När det var en kvart kvar till mötet gick hon in på personaltoaletten för att försöka knacka bort smärtan. Hon tog några djupa andetag och fokuserade på smärtan, kände efter exakt var den kändes (ungefär i mitten av magen) och beskrev den för sig själv som en *"orolig, hård mörkgrå klump"* som hon graderade till en åtta.

Hon började med Karatepunkten och Utgångsfrasen ...

"Fastän jag har den här *oroliga, hårda mörkgrå klumpen i magen* så accepterar jag mig själv helt och hållet"

... och fortsatte sedan till de övriga punkterna. Efter några rundor hade klumpen i magen försvunnit helt, men i stället hade det dykt upp en *"väldigt ledsen klump i halsen"* och när hon knackade på den så dök det upp tankar på det förestående mötet och hon kände plötsligt att hon var nära att börja gråta.

Hon följde den nya känslan och knackade vidare på:

"Fastän jag håller på att börja gråta när jag tänker på mötet"

Och då dök det upp nya tankar. Hon ville egentligen inte alls gå på mötet, eftersom det skulle handla om en affärsuppgörelse som hon tyckte var moraliskt fel.

Hon hade inga bevis för att det var så, däremot en väldigt stark *magkänsla*... Det var en känsla som hon hade tryckt undan och inte vågat erkänna ens för sig själv och nu började hon ana att det var detta som värken i magen handlade om.

Hon frågade sig vad som var det värsta som kunde hända om hon uttryckte sin åsikt på mötet och insåg att det värsta skulle vara att hon förlorade sitt jobb.

Hon knackade på den rädslan och då kom hon ihåg att hon faktiskt fått ett annat jobberbjudande några månader tidigare, men tackat nej eftersom hon trivdes så bra med det jobb hon hade.

Men det var då. Om hon godkände den här affären skulle förmodligen hennes självrespekt vara i fara och kanske även företaget.

Hon knackade några rundor till för att se om det dök upp något annat, men det gjorde det inte. Hon hade inte längre ont i magen, hon kände sig stark och modig och var nu fast besluten att följa sin *magkänsla*, att gå på mötet och att stå upp för sina åsikter.

Hon var inte längre rädd för eventuella konsekvenser, så hon kände sig både lugn och trygg när hon lämnade toaletten för att gå till mötet.

Hur det gick? Jo, det visade sig vara bra att "följa magkänslan". Hon räddade företaget från en listig och "lurig" säljare, blev befordrad och fick en rejäl bonus som belöning.

Censurera inte känslorna!

Censurera inte dina känslor! Det du känner är din verklighet, och om det känns så jobbigt att du bara vill svära och använda de mest barnförbjudna ord som finns så gör det.

Censur är för filmindustrin inte för EFT! Här jobbar vi med det undermedvetna och det kan du ändå inte lura, det blir bara förvirrat och tar onödigt lång tid om du försöker.

Det kan dock vara en god idé att gå undan lite om du känner att du behöver använda riktiga kraftuttryck, eftersom det kan verka lite skrämmande att se någon stå och knacka sig i ansiktet och samtidig skrika opassande eller obscena ord...

Släpp alla krav på den "perfekta" Utgångsfrasen! Den finns ändå inte. Det behöver inte låta fint, det behöver inte vara korrekt och det finns inga rätt eller fel.

Det enda felet man riskerar att göra är att man låter bli att knacka bara för att man inte vet vad man ska säga och det är något som oftast drabbar de som har hållit på med EFT ett tag.

Det kan bero på att man ställer högre krav på sig själv efter ett tag och tycker att man "borde" kunna bättre. Som sagt: Släpp alla krav!!!

Skulle det kännas alldeles omöjligt, så prova detta:

"Fastän ...

... jag inte vet hur jag ska uttrycka mig ...

... så accepterar jag mig själv helt och hållet"

Tips!

Många fastnar i sökandet efter "rätt ord" och så låter de bli att knacka helt.

Orden ska vara till hjälp, inte någon belastning, så om du känner att det är svårt att hitta ord, så är det bättre att bara fokusera på hur det känns och knacka tyst i stället.

Gör det så enkelt som möjligt, det är viktigare att det *känns* rätt än att det *görs* rätt.

På sidorna som följer hittar du exempel på hur **Utgångsfraserna** kan låta i olika vardagssituationer.

Exempel på Utgångsfraser

Diverse smärttillstånd

"**Fastän...**

... det gör så ont när jag försöker stödja på foten ...

... jag är så trött på att ha ont i ryggen...

... jag håller på att bli galen av den här tandvärken...

... det sticker och känns som nålar i halsen...

... jag har så dj ... a ont i magen...

... jag inte står ut med den här värken i axlarna...

... **så accepterar jag mig själv helt och hållet**"

Försök att vara så exakt som möjligt i din beskrivning. Huvudvärk t ex kan beskrivas på många olika sätt:

"**Fastän** ...

... det känns som att huvudet ska gå sönder ...

... det känns som om jag har en stålhjälm på mig ...

... det känns som om någon trycker på huvudet...

... **så accepterar jag mig själv helt och hållet**"

Ibland kan fysiska smärtor orsaka känslor som uppgivenhet, sorg, ilska o.s.v. Det kan vara en fördel att knacka på de känslorna också:

"Fastän ...

... jag är så ledsen för att den här värken inte går över...

... jag känner mig så uppgiven för att såret aldrig läker...

... det känns så orättvist att just jag har så här ont...

... jag blir så arg på mig själv för att jag har tandvärk ...

... så försöker jag ändå att acceptera mig själv, precis som jag är"

Upptäckte du att slutet på sista Utgångsfrasen är ändrad? Läs vidare så kommer du att se fler exempel på hur man kan säga och om du kommer på egna ord så är det ännu bättre.

Några saker som är viktiga att tänka på är att ha en accepterande och förlåtande attityd.

Var snäll mot dig själv! Du är trots allt "bara" människa och du gör så gott du kan utefter dina förutsättningar.

Exempel på Utgångsfraser

Rädslor och fobier

Det finns nog lika många rädslor som det finns människor och alla är vi rädda för något, här är några exempel:

Till exempel:

"Trots att ...

... jag får svindel bara av att se en stege...

... jag blir yr och matt när jag ska tala inför publik...

... jag får panik när jag tänker på den där spindeln ...

... jag är så rädd för ormar...

... jag är så mörkrädd...

... jag oroar mig för att jag kan bli sjösjuk ...

... jag inte vågar låsa dörren ...

... så accepterar jag mig själv ändå"

Glöm inte att gradera rädslan före och efter knackrundan, för när den försvunnit så kan man lätt tro att *"det var väl inte så farligt"* och börja tro att EFT inte fungerar.

För det mesta behöver man bryta ner rädslorna i separata delar (Aspekter sid 45). Om man till exempel är rädd för att köra bil, då kan man fråga sig om man *alltid* är rädd för att köra eller om det bara är i vissa situationer.

Man kanske bara är rädd om det är mycket trafik, eller bara när man kör på motorvägen, eller bara på ensliga småvägar.

Ju mer exakt man är i beskrivningen, desto bättre och snabbare resultat får man. Så istället för att bara knacka på "rädd att köra bil", så fundera lite på *vad* det är som känns jobbigt?

Försök att hitta alla **Aspekter** och knacka igenom dem en efter en:

"**Fastän** ...

... jag är rädd för att köra på småvägar...

... jag är rädd för att få motorstopp när jag är alldeles ensam ...

... jag är rädd för att inte få någon hjälp om det händer något ...

... jag är rädd för att det ska hoppa fram ett djur och att jag ska köra på det ...

... **så accepterar jag mig själv helt och hållet**"

Obs! En del fobier är så djupt rotade att man kan reagera kraftigt bara genom att tänka på det man är rädd för (Se exemplet med citronen på sid 12).

Om du vet att du brukar reagera extra starkt så bör du vara lite försiktig och helst ta hjälp av någon som har erfarenhet av att arbeta med EFT och fobier.

Exempel på Utgångsfraser

När man är stressad eller orolig

"Även om ...

... jag har den här orosklumpen i magen...

... jag känner mig superstressad just nu...

... jag blir så stressad när jag inte kan somna...

... jag är orolig för min ekonomi ...

... jag inte hinner klart innan deadline ...

... jag oroar mig för min sjuka pappa ...

... så kan jag välja att vara lugn och acceptera mig själv precis som jag är"

Även här kan man behöva bryta ner problemet i Aspekter, till exempel:

"Fastän...

... jag oroar mig för att min son mår dåligt ...

... jag oroar mig för att chefen blir galen om jag måste VAB:a igen...

... jag oroar mig för Försäkringskassan ska bråka...

... så accepterar mig själv helt och hållet"

Exempel på Utgångsfraser

När man är ledsen eller nedstämd

"**Fastän** ...

... det känns som om ingen tycker om mig...

... NN har gjort slut och träffat någon annan...

... jag inte klarar av att få ett nytt jobb...

... jag känner mig så ensam...

... jag känner mig så ful...

... jag känner mig så himla ledsen...

... jag får ångest av att träffa nya människor...

... jag har varit ledsen ända sedan min hund dog...

... det känns som om jag aldrig kan bli glad igen ...

... så kan jag ändå välja att acceptera mig själv helt och hållet, precis som jag är"

Viktigt!

Om man har en depression som inte går över,
så bör man kontakta sjukvården för att få hjälp.

Ibland kanske man inte vet varför man är ledsen eller nedstämd, man bara är det ändå. Om man kan försöka att sätta ord på hur det känns så kanske det dyker upp ledtrådar när man börjar knacka. Då är det lättare att bli lite mer specifik och knacka på de tankar (och Aspekter) som dyker upp.

Här är några förslag på hur man kan börja:

"Trots att...

... jag bara känner mig så himla ledsen...

... jag bara vill gå och gömma mig...

... jag känner så här ...

... jag inte vet varför jag mår så här dåligt ...

... jag inte orkar med någonting ...

... jag bara vill gråta...

... det känns som om jag inte kan sluta gråta...

... just nu, så kan jag ändå välja att försöka acceptera mig själv och tycka om mig själv"

Exempel på Utgångsfraser

När självförtroendet brister

Bristande självförtroende innebär att vi inte tycker att vi är tillräckligt bra, att vi inte räcker till eller att vi tror att andra inte tycker att vi duger.

De känslorna kan förändras när vi knackar på dem och då gäller det att hänga med i svängarna och byta ut **Påminnelsefrasen** till något som stämmer bättre.

Till exempel om man börjar knacka på:

"Fastän...

... jag inte är bra på att laga mat ...

... så kan jag välja att vara nöjd med mig själv och tycka att jag duger precis som jag är"

Efter en stund kanske det dyker upp andra känslor och nya sanningar som *"Jag kan ju visst laga mat! Bara för att NN inte tyckte om min lasagne, så betyder det inte att jag är dålig på att laga mat, bara att vi har olika smak!"*

Då är det en god idé att knacka vidare och samtidigt säga högt vad man tänker. Prata på bara, tills känslan förändras och du verkligen inser att du faktiskt kan laga mat!

Ett till exempel:

"Fastän...

... ingen vill vara med mig för att jag är så tråkig...

... så kan jag välja att tycka om mig själv och tycka att jag duger bra, precis som jag är"

Efter en stunds knackande kommer kanske nya insikter som man kan uttala högt när man knackar vidare, t.ex.

"Men, det stämmer ju inte! Det är ju faktiskt jag som väljer bort att umgås för att jag tror att de tycker att jag är tråkig! Både NN och BB har ju bett att jag ska följa med på bio i morgon och jag tackade nej. Jag ringer på en gång och säger att jag har ångrat mig!"

Fler vanliga (men inte sanna) saker som vi ibland tänker om oss själva:

... jag är inte värd det här ...

... jag är sämst av alla ...

... alla tycker att jag är konstig ...

... jag kommer bara att göra fel...

... Jag är så klumpig/trist/dum/ful ...

Du kan säkert komma på några egna exempel som gäller dig, skriv ner dem och knacka bort dem vid tillfälle!

Exempel på Utgångsfraser

I skolan och på jobbet

"Fastän...

... jag inte orkar göra läxan ...

... jag är helt värdelös på matte ...

... jag inte orkar koncentrera mig just nu ...

... jag är så nervös inför tentan ...

... jag inte vågar prata inför klassen ...

... chefen/lärarna kräver för mycket av mig ...

... jag får ångest över allt som ska göras ...

... jag oroar mig över vad chefen ska säga ...

... jag känner mig ensam och utanför ...

... jag inte tycker om mitt jobb ...

... så accepterar jag mig själv helt och hållet"

eller

... så är jag helt OK"

eller

... så duger jag bra, precis som jag är"

Vanliga frågor (och svar)

Ska jag knacka på höger eller vänster sida?

Gör det som känns bäst. Meridianerna går längs bägge sidor av kroppen, så det spelar ingen roll vilken sida du knackar på.

Många föredrar att knacka på båda sidor samtidigt. Prova dig fram och gör det som känns bäst.

Jag glömde en punkt, måste jag börja om från början då?

Nejdå, det är bara att knacka vidare och ta med den punkten i nästa knackrunda.

Det är lätt hänt att man glömmer någon punkt i början men efter lite övning så "sitter det i fingrarna". Då går det av sig självt, utan att man behöver tänka på det.

Är det vanligt att man blir törstig efteråt?

Ja, det är väldigt vanligt! Och det är bra eftersom kroppen behöver extra mycket vätska när man använder EFT.

Precis som när man tränar, så är det bra att ha en vattenflaska eller ett stort glas vatten till hands!

Jag börjar alltid gäspa efter en stund, är det normalt att göra det?

Grattis! Ja, det är helt normalt och en tydlig signal från kroppen att du är på rätt väg.

Ofta följs det av en härlig lättnadskänsla, som när man burit omkring på något tungt och äntligen får släppa taget om det (vilket ju är precis vad vi gör med EFT!!).

Hur hårt ska jag knacka?

Ungefär som när man trummar med fingrarna på bordet. Det ska kännas behagligt och ska absolut inte göra ont.

Ibland är det skönt att bara trycka lätt med fingrarna i stället för att knacka, det känns väldigt rogivande och kan dessutom lindra huvudvärk på bara några minuter.

Jag har brutit foten, hjälper det med EFT?

Ja och nej. *"Ja"* det kan hjälpa till att lindra smärtan, oron och stressen som det innebär.

Och *"Nej"* EFT läker inte benbrott, men med tanke på att det lindrar stress och oro (som har en negativ inverkan på immunförsvar och läkningsförmåga), så borde läkningen - rent logiskt - gå fortare om man kan knacka bort stressen och oron kring skadan.

Jag har hört att EFT "hjälper mot det mesta", hur kan det vara så?

Det är inte så konstigt när man tänker efter: Vi vet ju redan att stress är grundorsaken till många sjukdomar, exempelvis högt blodtryck, hjärt- och kärlsjukdomar, depression, diverse smärttillstånd m.m.

Om man då betänker att EFT behandlar den känslomässiga stressen (som ofta är *orsaken* till våra problem), så förstår man att det kan hända bra saker i kroppen.

Det är dock viktigt att poängtera att EFT inte botar sjukdomar, däremot är det – som sagt - effektivt för att behandla stressen som kan vara den indirekta orsaken till vissa sjukdomstillstånd.

Jag vet aldrig vad jag ska säga...

Det är ett ganska vanligt problem och tyvärr en av anledningarna till att många inte använder EFT när de behöver, men då kan det vara bra att veta att det är känslan som är viktigast, inte orden.

Känn efter hur det känns och sen räcker det att säga t ex: *Den här känslan i magen, den här känslan i magen...* när du knackar.

Det går bra att tänka högt också: T.ex. *"Det känns som om ingen tycker om mig just nu och jag blir så ledsen för det, det gör ont i magen och jag tycker inte om den känslan..."*

Låt inte bli att knacka bara för att du inte vet vad du ska säga! Det är för det mesta bättre att knacka och vara helt tyst än att inte knacka alls och ofta kommer orden av sig självt efter en stund.

Vad menas med "Personal Peace Procedure"?

Det är något som grundaren Gary Craig rekommenderar och det innebär att man skriver en lista med problem och jobbiga händelser som man varit med om och sedan jobbar man igenom den listan med hjälp av EFT.

Om man kan arbeta med 1-3 problem från listan varje dag så innebär det att man kan bli fri från minst 30 obehagliga minnen eller rädslor på en månad, vilket blir mellan 365 och 1,095 på ett år.

Ganska otroligt, när man tänker efter...

Hur ofta ska jag knacka?

Så ofta som det behövs. Vissa dagar kan vara sådana att man behöver gå och småknacka hela dagen, andra dagar kanske man inte har något behov alls.

Om du har gjort en lista som du jobbar efter ("Personal Peace Procedure") så är det bara att känna efter hur mycket du orkar.

En del händelser har väldigt många Aspekter (se sid 45) och då kan det vara fullt tillräckligt att jobba med *en* sådan händelse under en dag.

Sedan kan det finnas med händelser på listan som går snabbt och enkelt att jobba med, kanske inga Aspekter alls, då kanske man hinner och orkar med några fler.

Lagom är bäst, som med allt annat, och om man har haft en jobbig dag så kanske det inte är riktigt rätt dag att sätta sig och knacka på något man blev arg över för fem år sedan...

Då är det bättre att knacka för att må bra i stunden. *Just nu* är alltid viktigast och går före allt annat.

Kan alla använda EFT?

Ja, i princip, men om man lider av någon sjukdom (*se ansvarsfriskrivningen i början av boken*) eller om man vet med sig att man har många och/eller djupa trauman, så bör man kontakta någon med erfarenhet av EFT för att få hjälp i början.

Fungerar EFT på stora traumatiska händelser?

Ja, det gör det, men om man är nybörjare rekommenderas det att man vänder sig till/rådfrågar någon med erfarenhet av traumabearbetning.

Jag mår så bra av EFT, är det OK att jag slutar med mina mediciner då?

Den frågan kan bara din läkare svara på.

Det är viktigt att vara medveten om att det sker förändringar i kroppen när man använder EFT. Ibland behöver man justera medicindoser eller sluta helt med vissa mediciner, men detta måste *alltid* och *får* bara ske i samråd med läkare.

Använd sunt förnuft, ta alltid det säkra före det osäkra.

Jag har kört fast totalt!

Det är helt normalt och så vanligt! Tänk dig att EFT är som en trappa, där du tar ett steg i taget och att du kommer högre och högre upp för varje steg.

En del trappsteg är små och de klarar man lätt på egen hand, man kanske till och med tar två eller tre i taget!

Andra kan vara lite högre och mer besvärliga att ta sig uppför och då kan man behöva ta hjälp av någon som "drar en upp" eller "knuffar på lite".

Med envishet och tålamod kommer man långt, men känner man att man "kört fast totalt" så spar man både tid och energi på att ta hjälp av en utbildad EFT-terapeut.

(Men först kan du ju alltid prova med: *"Trots att jag kört fast totalt ..."*)

Det är så svårt att komma på en Utgångsfras!

Tänk efter hur du skulle beskriva ditt problem för någon som du känner. Vad skulle du säga då? Om du t ex är nervös inför ett möte, hur skulle du beskriva det?

Kanske: "Jag *är så nervös att jag mår illa, för att jag ska på mötet med NN"*.

Använd då den meningen och lägg bara till **"Trots att..."** före meningen och **"... så accepterar jag mig själv"** efter meningen, så har du din Utgångsfras.

Den ursprungliga meningen *"Jag är så nervös att jag mår illa, för att jag ska på mötet med NN"* blir din Påminnelsefras.

Hur länge måste jag knacka?

Ge inte upp för tidigt! Ställ en timer på 15 minuter och lova dig själv att knacka ända tills den ringer.

När man hållit på med EFT ett tag så är det lätt att bli lite bortskämd. Man vill ha resultat direkt och så ger man upp efter 2-3 minuter och säger att "det funkar inte".

Därför rekommenderas det att man ställer en timer och knackar en kvart, visst är du värd det?

Hur får jag kontakt med en EFT-terapeut?

Det enklaste är att gå in på EFT-förbundets hemsida:

www.eftforbundet.se

Alla som finns med på EFT-förbundets lista har någon form av EFT-certifiering och vi har alla förbundit oss att följa de etiska regler som du också hittar på förbundets hemsida.

Listan är indelad efter ortsnamn så att du enkelt kan hitta en terapeut nära dig. Det kan också vara bra att känna till att de flesta även erbjuder Skype-sessioner.

Givetvis finns det många duktiga och certifierade EFT-terapeuter som inte är med i EFT-förbundet och dem hittar du lättast genom att söka på Google.

Egna anteckningar

Här finns det plats för dina egna anteckningar, tankar eller Aspekter som kanske dyker upp medan du knackar.

Du kan skriva ner minnen eller händelser som du vill knacka på någon annan gång, när du har lite mer tid.

Om du jobbar tillsammans med en EFT-terapeut, så kan du skriva ner råd och tips som du får med dig hem, eller skriva ned sådant som du kommer på att du vill jobba med när ni ska träffas nästa gång, det är ju praktiskt att samla all information på ett ställe.

Eller så skriver du bara något helt annat – precis vad som helst – som känns rätt för dig. Det är dina sidor, de är tomma och väntar bara på att fyllas med dina ord, dina tankar och dina bilder.

(I nödfall så duger de utmärkt till att skriva ner middagstips eller shoppinglistor. Det är du som bestämmer! ☺)

_____

_____

_____

_____

Plats för bilder - När orden inte räcker till

Plats för bilder - När orden inte räcker till

Källor, bildförteckning & länktips

Källor

1) Sid 7: Iréne Ödmark Hall i *Fråga doktorn* 6/2 2015

2) Sid 11: Nick Ortner *Knacka dig fri med EFT en enkel metod för ett stressfritt liv*, övers. Eva Trägårdh och Gunnar Fernlund (Soulfoods Publishing 2014)

3) Sid 13: Nick Ortner *Knacka dig fri med EFT en enkel metod för ett stressfritt liv*, övers. Eva Trägårdh och Gunnar Fernlund (Soulfoods Publishing 2014)

Bildförteckning

Omslagsbild "Labyrinth" av Michal Zacharzewski, SXC.hu
Omslagsbild "Brain" av FreeImages.com/artM
Bild sid 10, 35, 49 Dario Badagnani
Bild sid 52 ClipArt
Bild sid 18. 19-27, 34, 36-37, 41 Susanne Nilsjö

Länktips

www.eftforbundet.se
Här hittar du certifierade EFT-terapeuter samt aktuell information om kurser, föreläsningar och forskning.

www.rumforalla.com
Författarens egen faktafyllda hemsida, för dig som är intresserad av EFT/tapping och Feng Shui och annat som kan hjälpa oss att skapa balans och harmoni.

www.youtube.com är en riktig guldkälla när det gäller EFT! Brad Yates är en stor favorit med 100-tals instruktionsfilmer. Sök på "Brad Yates" + det du vill knacka på (på engelska). Han har en video för nästan varje känsla. Som sagt: En klar favorit!

Tack!

Jag vill tacka min underbara familj, som har stått ut med mig den här tiden. Jag älskar er såå ofantligt mycket!!!

Min dotter Amanda som är min trognaste supporter: Tack för att du tror på mig och det jag gör och för det fina omslaget du gjorde till första boken. Tack för dina kloka insikter, för att jag får bolla idéer och tankar med dig och för att du alltid kommer med goda råd, tips och uppmuntrande ord, precis när jag behöver det som bäst!

Min son Simon: Tack för ditt tålamod och kreativitet och för att du gjorde det fina och passande bokomslaget. Tack för att du inte gav upp trots att jag ändrade förutsättningarna flera gånger och tack för goda råd och välbehövlig hjälp med bilderna!

Sist men inte minst: Ett stort tack till min make Per! Tack för ditt oändliga tålamod och all din förståelse när jag varit "onärvarande" och tidvis helt absorberad av skrivandet. Tack för allt stöd, teknisk support och kärlek och för att du har förstått hur viktigt det här är för mig. Tack. För att du gör det hela möjligt.

Jag vill också tacka min kära kollega Ulrika "Ullis" Bein Fahlander, som så riktigt påpekade att det var dags att skriva en ny bok. Du hade helt rätt och nu är den här!